MALADIES NEURODÉGÉNÉRATIVES : LES DANGERS QUI MENACENT VOTRE CERVEAU

INTRODUCTION

L'urgence D'une Réponse

Un défi du 21e siècle

Les maladies neurodégénératives, comme Alzheimer et Parkinson, sont aujourd'hui l'une des principales causes d'incapacité et de décès dans le monde. Selon l'Organisation mondiale de la santé, environ 55 millions de personnes vivent avec la maladie d'Alzheimer, et ce chiffre pourrait atteindre 139 millions d'ici 2050. Ces pathologies ne se contentent pas de détruire la mémoire, les fonctions cognitives et motrices : elles exercent également une pression énorme sur les familles, les systèmes de santé et l'économie. Le coût mondial de ces maladies est estimé à 1 000 milliards de dollars par an.

Malgré les progrès de la recherche, les causes exactes de ces maladies restent floues. Les modèles classiques se concentrent sur des facteurs génétiques et biologiques, comme le rôle du gène APOE4 ou l'accumulation de plaques amyloïdes et de protéines tau dans Alzheimer. Pourtant, ces explications ne suffisent pas à rendre compte de l'ensemble des cas. Par exemple, moins de 1 % des cas d'Alzheimer sont directement liés à une mutation génétique, ce qui suggère que des facteurs externes jouent un rôle clé.

L'hypothèse des facteurs environnementaux

Un nombre croissant de preuves pointe vers l'environnement comme un contributeur majeur. Contrairement aux facteurs génétiques, les influences environnementales sont modifiables, ce qui offre une opportunité unique de prévention. Ces facteurs incluent :

Le stress oxydatif, un déséquilibre entre la production de radicaux libres et les mécanismes antioxydants, qui endommage les cellules nerveuses.

L'inflammation chronique, un processus de défense naturel du corps qui, lorsqu'il persiste, contribue à la dégénérescence des tissus cérébraux.

Les toxines environnementales, comme les produits chimiques volatils, les métaux lourds ou les pesticides, capables de traverser la barrière hémato-encéphalique et de s'accumuler dans le cerveau.

Ces mécanismes, souvent déclenchés ou amplifiés par des expositions environnementales, pourraient être des acteurs silencieux mais puissants dans le développement des maladies neurodégénératives.

Quatre pistes négligées : une approche cumulative

Parmi les nombreux facteurs environnementaux identifiés, quatre méritent une attention particulière en raison de leur prévalence et de leur potentiel neurotoxique :

1. Les parfums et produits chimiques du quotidien

Les composés organiques volatils (COV), omniprésents dans les produits de beauté, les nettoyants ménagers et les désodorisants, sont inhalés quotidiennement. Certaines études suggèrent que ces substances peuvent provoquer un stress oxydatif et une inflammation, deux processus directement impliqués dans la mort neuronale. Par exemple, le benzène, un COV courant, est classé cancérigène et neurotoxique par l'OMS.

2. Les additifs alimentaires

Conservateurs, colorants, édulcorants artificiels : ces substances, largement utilisées dans l'alimentation industrielle, ont des effets potentiels sur le microbiote intestinal et la barrière hémato-encéphalique. Des études montrent que certains additifs, comme les nitrites et l'aspartame, peuvent altérer les neurotransmetteurs et favoriser un environnement inflammatoire.

3. Les médicaments
Les médicaments, bien qu'essentiels pour traiter de nombreuses maladies, peuvent avoir des effets secondaires neurologiques graves lorsqu'ils sont mal utilisés ou pris sur le long terme. Par exemple, les fluoroquinolones, une classe d'antibiotiques, sont associées à des lésions des cellules nerveuses, tandis que la polypharmacie (prise de multiples médicaments) augmente les risques de déclin cognitif chez les personnes âgées.

4. Les ondes électromagnétiques
L'exposition prolongée aux ondes électromagnétiques (téléphones, Wi-Fi) suscite des inquiétudes quant à leurs effets sur le cerveau. Bien que les preuves soient encore controversées, certaines études suggèrent un lien avec l'inflammation neuronale et des altérations des canaux ioniques, perturbant la communication cellulaire.

Un mécanisme commun : l'effet cumulatif

La particularité de ces facteurs réside dans leur omniprésence et leur action prolongée. Individuellement, leur impact peut sembler négligeable. Mais combinés sur des décennies, ils pourraient agir en synergie, amplifiant les mécanismes de stress oxydatif, d'inflammation et de neurodégénérescence. Par exemple :

Une exposition chronique à des COV pourrait affaiblir les

défenses antioxydantes du cerveau, rendant les cellules nerveuses plus vulnérables aux autres toxines, comme celles issues de l'alimentation.

Un microbiote intestinal perturbé par les additifs pourrait libérer des cytokines inflammatoires dans le cerveau, aggravées par des médicaments neurotoxiques.

Un appel à la recherche scientifique

Malgré ces hypothèses prometteuses, les recherches restent limitées. Les études isolées sur chaque facteur ne suffisent pas à explorer leurs interactions complexes. De plus, des obstacles tels que le manque de financement, les intérêts économiques et les limites méthodologiques ralentissent les progrès.

Il est impératif de promouvoir des recherches indépendantes, interdisciplinaires, capables d'évaluer ces effets cumulés. Nous avons besoin d'études longitudinales, de meilleures données toxicologiques et de collaborations entre neuroscientifiques, épidémiologistes, toxicologues et cliniciens.

Le but de ce livre

Ce livre vise à explorer ces quatre pistes en détail, à rassembler les preuves disponibles et à poser les bases d'une réflexion scientifique plus large. Il s'adresse à la fois au grand public, pour sensibiliser à ces risques environnementaux, et aux chercheurs, pour les encourager à investiguer ces liens encore trop peu étudiés.

En fin de compte, ce livre est un appel à l'action : réduire les expositions toxiques, plaider pour une transparence accrue dans les industries chimiques, alimentaires et technologiques, et exiger des recherches rigoureuses pour prévenir les maladies neurodégénératives avant qu'elles ne se développent.

Conclusion

Si nous voulons réellement lutter contre ces maladies dévastatrices, nous devons regarder au-delà des causes classiques et envisager l'impact global de nos choix quotidiens. Ce livre propose une première étape : explorer, comprendre et agir.

CHAPITRE 1

Les Composés Volatils Et Leur Impact Sur La Santé

Un parfum omniprésent mais discret

Chaque jour, nous respirons des centaines de composés chimiques sans y prêter attention. Que ce soit le parfum floral d'un désodorisant, l'arôme « naturel » d'un produit ménager ou l'odeur caractéristique d'un meuble neuf, ces fragrances cachent une réalité souvent ignorée : elles sont le résultat d'un cocktail complexe de substances chimiques, appelées composés organiques volatils (COV).

Les COV sont présents partout dans notre environnement intérieur et extérieur. Ils se retrouvent dans :

Les parfums et produits cosmétiques.

Les détergents, désinfectants et sprays nettoyants.

Les matériaux de construction et d'ameublement (peintures, colles, vernis).

Les diffuseurs et bougies parfumées.

Alors que ces substances jouent un rôle esthétique ou pratique, elles peuvent également représenter une menace silencieuse pour notre santé, notamment pour notre cerveau.

Les composés volatils : un danger sous-estimé

Les COV incluent des substances comme le benzène, le toluène, le formaldéhyde et les phtalates. Ces composés, souvent utilisés pour stabiliser les parfums ou prolonger leur effet, sont connus pour leurs propriétés toxiques. Si les effets immédiats, comme l'irritation des voies respiratoires, sont bien documentés, leurs effets chroniques sur le système nerveux central sont encore peu étudiés.

1. Le stress oxydatif induit par les COV

Le cerveau est particulièrement vulnérable au stress oxydatif en raison de sa forte consommation d'oxygène et de la présence d'acides gras polyinsaturés, très sensibles aux radicaux libres. Des études montrent que l'exposition répétée aux COV peut :

Provoquer une production excessive de radicaux libres.

Endommager les membranes cellulaires des neurones.

Altérer l'ADN mitochondrial, ce qui réduit l'énergie disponible pour les cellules cérébrales.

Un exemple notable est le benzène, classé cancérigène et neurotoxique par l'OMS. Inhalé à faibles doses sur une longue période, il peut entraîner des troubles cognitifs et un déclin neurologique progressif.

2. Inflammation chronique et neurodégénérescence

Les COV peuvent également déclencher une inflammation systémique, un processus connu pour être un moteur clé des maladies neurodégénératives comme Alzheimer et Parkinson. En pénétrant dans les voies respiratoires, puis dans le sang, ces composés stimulent la production de cytokines pro-inflammatoires, des molécules qui peuvent traverser la barrière hémato-encéphalique et perturber l'équilibre du système nerveux.

Une étude de 2021 publiée dans Environmental Health Perspectives a montré que les personnes travaillant dans des environnements riches en COV (salons de coiffure, usines de peinture) avaient un risque accru de troubles cognitifs légers et d'anxiété chronique.

Les preuves scientifiques à l'appui

De nombreuses études mettent en lumière le rôle potentiel des COV dans la neurotoxicité. Voici quelques résultats marquants :

1. Une étude européenne de 2020 a examiné 1 200 personnes vivant dans des environnements urbains fortement pollués. Les chercheurs ont observé un déclin significatif de la mémoire et des fonctions exécutives chez les participants exposés à des niveaux élevés de toluène et de formaldéhyde.

2. Une recherche menée au Japon en 2018 a démontré que l'inhalation prolongée de phtalates (utilisés dans les plastiques et les parfums) augmentait le stress oxydatif dans le cerveau des rongeurs, entraînant des comportements similaires à ceux observés dans la maladie d'Alzheimer.

3. Les travaux de l'Université de Californie en 2019 ont établi un lien entre l'exposition au formaldéhyde et l'accumulation de protéines tau anormales, une caractéristique de la maladie d'Alzheimer.

Ces études soulignent l'urgence d'explorer plus en détail l'impact des composés volatils sur la santé neurologique humaine.

Comment les COV pénètrent dans le cerveau

Le cerveau est protégé par la barrière hémato-encéphalique, une structure qui filtre les substances potentiellement dangereuses dans le sang. Cependant, certains COV, en raison de leur faible poids moléculaire et de leur solubilité dans les lipides, peuvent traverser cette barrière :

1. Par inhalation : Les COV passent des poumons à la circulation sanguine, atteignant le cerveau en quelques minutes.

2. Par accumulation : Certains composés, comme les phtalates, s'accumulent dans les tissus graisseux du corps, y compris dans le cerveau, où ils perturbent les neurotransmetteurs.

3. Par effet synergie : Lorsque les COV agissent en combinaison avec d'autres toxines environnementales, leurs effets neurotoxiques peuvent être amplifiés.

Un problème de santé publique

L'OMS estime que 90 % des populations urbaines sont exposées à des niveaux de pollution de l'air intérieur supérieurs aux seuils recommandés. Cette exposition prolongée, combinée à l'absence de régulations strictes pour les produits de consommation courante, fait des COV un problème de santé publique largement sous-estimé.

Pourtant, des solutions existent :

Favoriser l'utilisation de produits naturels et non parfumés.

Réduire l'utilisation de désodorisants, sprays et autres produits enrichis en COV.

Ventiler régulièrement les espaces de vie et de travail.

Conclusion : Une piste à approfondir

Les composés organiques volatils représentent un risque silencieux mais réel pour la santé neurologique. Bien que leurs effets soient encore peu étudiés, les premières données scientifiques indiquent clairement leur potentiel neurotoxique. Si nous voulons prévenir les maladies neurodégénératives, il est crucial d'explorer cette piste en profondeur, de renforcer les régulations sur les produits chimiques et d'informer le public sur les dangers potentiels.

CHAPITRE 2

Le Stress Oxydatif Et L'inflammation Chronique

Les mécanismes cachés de la neurodégénérescence

Les maladies neurodégénératives telles qu'Alzheimer et Parkinson ne surviennent pas du jour au lendemain. Elles sont souvent le résultat de processus biologiques sous-jacents qui s'installent silencieusement pendant des années, voire des décennies. Parmi ces mécanismes, deux phénomènes se démarquent par leur rôle central dans la détérioration des neurones : le stress oxydatif et l'inflammation chronique.

Ces deux processus, bien que distincts, sont intimement liés et se renforcent mutuellement. Ils constituent une véritable "tempête biologique" capable de détruire progressivement les cellules nerveuses, perturbant la mémoire, la motricité et d'autres fonctions cognitives.

Le stress oxydatif : l'ennemi invisible

Le stress oxydatif survient lorsqu'un déséquilibre apparaît entre la production de radicaux libres, des molécules très réactives, et les mécanismes antioxydants de l'organisme, censés neutraliser ces molécules. Le cerveau, en raison de son métabolisme élevé et de sa richesse en acides gras polyinsaturés, est particulièrement vulnérable à ce phénomène.

1. Les radicaux libres et le cerveau

Les radicaux libres sont des sous-produits normaux de la

respiration cellulaire, mais lorsqu'ils s'accumulent en excès, ils peuvent :

Endommager les membranes cellulaires des neurones, entraînant une perte de leur intégrité structurelle.

Perturber les mitochondries, les "centrales énergétiques" des cellules, réduisant ainsi leur capacité à produire l'énergie nécessaire au fonctionnement cérébral.

Altérer l'ADN et les protéines essentielles, ce qui peut déclencher des mécanismes de mort cellulaire programmée (apoptose).

Un exemple frappant est l'oxydation des protéines tau dans la maladie d'Alzheimer. Ces protéines, lorsqu'elles sont oxydées, deviennent anormales et s'agglomèrent pour former des enchevêtrements neurofibrillaires, un marqueur clé de la maladie.

2. Facteurs environnementaux déclencheurs

De nombreux éléments extérieurs favorisent la production de radicaux libres dans le cerveau :

Pollution de l'air : les particules fines, riches en métaux lourds, pénètrent dans le système sanguin et augmentent le stress oxydatif.

Additifs alimentaires : certains conservateurs et colorants artificiels, comme les nitrites, peuvent libérer des composés réactifs dans l'organisme.

Médicaments et produits chimiques : certains antibiotiques, solvants et pesticides sont des sources reconnues de radicaux libres.

3. Les limites des défenses naturelles

Bien que l'organisme dispose d'antioxydants endogènes, comme le glutathion et la superoxyde dismutase (SOD), ces mécanismes peuvent être débordés par des expositions prolongées à des facteurs environnementaux. Avec l'âge, ces défenses s'affaiblissent, laissant le cerveau plus vulnérable aux attaques oxydatives.

L'inflammation chronique : un cercle vicieux

L'inflammation est une réponse normale du système immunitaire face à une agression, qu'elle soit infectieuse, chimique ou physique. Cependant, lorsqu'elle devient chronique, cette réponse de défense se transforme en une force destructrice, particulièrement dans le cerveau.

1. Le rôle de la microglie dans le cerveau

La microglie, le système immunitaire spécifique du cerveau, joue un rôle crucial dans le maintien de l'équilibre neuronal. En cas d'agression, elle se mobilise pour éliminer les débris cellulaires et protéger les neurones. Cependant, une activation excessive et prolongée de la microglie peut :

Libérer des cytokines pro-inflammatoires, comme l'interleukine-1β (IL-1β) et le facteur de nécrose tumorale alpha (TNF-α), qui endommagent les neurones voisins.

Favoriser la perméabilité de la barrière hémato-encéphalique, permettant à d'autres toxines de pénétrer dans le cerveau.

Perturber la communication synaptique, affectant ainsi les processus de mémoire et d'apprentissage.

2. Les sources d'inflammation chronique

Plusieurs facteurs environnementaux et modes de vie favorisent une inflammation persistante dans le cerveau :

Alimentation riche en sucres et en graisses saturées : ces régimes augmentent la production de cytokines inflammatoires.

Exposition aux toxines : les COV, pesticides et additifs alimentaires peuvent activer la microglie.

Stress chronique : le cortisol, hormone du stress, exacerbe les processus inflammatoires dans le cerveau.

3. L'inflammation dans les maladies neurodégénératives

Dans Alzheimer, l'inflammation chronique est associée à une accumulation de plaques amyloïdes. Ces plaques, au lieu d'être éliminées par la microglie, deviennent des foyers inflammatoires, aggravant la dégénérescence neuronale. De même, dans Parkinson, la perte des neurones dopaminergiques est en partie attribuée à une inflammation excessive dans la substance noire du cerveau.

Quand stress oxydatif et inflammation se rencontrent

Le stress oxydatif et l'inflammation ne sont pas des phénomènes indépendants. Ils se renforcent mutuellement dans un cercle vicieux :

1. Les radicaux libres produits par le stress oxydatif peuvent activer la microglie, déclenchant une réponse inflammatoire.

2. L'inflammation chronique, à son tour, stimule la production de radicaux libres, augmentant les dommages oxydatifs.

Ce mécanisme synergique est considéré comme un moteur clé des maladies neurodégénératives.

Les preuves scientifiques à l'appui

De nombreuses études soutiennent ce lien entre stress oxydatif, inflammation chronique et neurodégénérescence :

Une méta-analyse de 2022 a montré que les niveaux de cytokines inflammatoires étaient significativement élevés chez les patients atteints d'Alzheimer par rapport aux individus en bonne santé.

Les travaux de l'Université de Cambridge en 2019 ont révélé que les niveaux de malondialdéhyde, un marqueur de stress oxydatif, étaient fortement corrélés à la sévérité des symptômes dans Parkinson.

Une étude sur des modèles animaux publiée dans Nature Neuroscience a démontré que la réduction des radicaux libres par des antioxydants améliorait les fonctions cognitives et réduisait les plaques amyloïdes.

Agir pour rompre le cercle vicieux

Bien que ces mécanismes soient complexes, il existe des moyens d'atténuer leurs effets :

Adopter une alimentation riche en antioxydants : fruits rouges, légumes verts, curcuma et oméga-3.

Limiter les expositions toxiques : privilégier des produits naturels et réduire l'usage de substances riches en COV.

Réduire le stress : techniques de relaxation, méditation et activité physique modérée.

Conclusion : Une bataille biologique continue

Le stress oxydatif et l'inflammation chronique sont des mécanismes centraux dans les maladies neurodégénératives, mais ils ne sont pas une fatalité. En comprenant leurs origines et leurs interactions, nous pouvons non seulement mieux prévenir ces pathologies, mais aussi ouvrir de nouvelles voies pour les traiter. Les expositions environnementales, bien que souvent invisibles, doivent être considérées comme des cibles prioritaires dans cette lutte.

CHAPITRE 3

Que Cachent Nos Assiettes ?

Une alimentation moderne, mais à quel prix ?

L'alimentation a radicalement changé au cours des dernières décennies. Avec l'essor des aliments ultra-transformés, des conservateurs, des colorants et des édulcorants artificiels, les produits que nous consommons quotidiennement contiennent désormais une multitude de substances ajoutées pour prolonger leur durée de conservation, améliorer leur apparence ou intensifier leur saveur.

Si ces additifs ont révolutionné l'industrie alimentaire, ils posent également des questions sur leurs impacts à long terme sur notre santé, en particulier sur notre cerveau. Le lien entre l'alimentation et les maladies neurodégénératives commence tout juste à être exploré, mais les premiers résultats sont préoccupants.

Les additifs alimentaires sous la loupe

Les additifs alimentaires sont omniprésents dans les aliments transformés. Bien qu'ils soient approuvés par des agences de régulation, leur innocuité sur le long terme fait encore débat.

1. Les conservateurs : des alliés ou des ennemis ?

Les conservateurs, comme les nitrites et nitrates, sont utilisés pour empêcher la prolifération des bactéries et prolonger la durée de vie des produits. On les retrouve principalement dans :

Les charcuteries (jambons, saucisses, bacon).

Les plats préparés.

Certains fromages industriels.

Le problème :
Les nitrites, lorsqu'ils sont chauffés ou métabolisés dans l'organisme, peuvent se transformer en nitrosamines, des composés reconnus pour leur toxicité. Des études montrent que ces substances peuvent traverser la barrière hémato-encéphalique et endommager les neurones. Une méta-analyse de 2021 publiée dans Journal of Food Chemistry a établi une corrélation entre une consommation élevée de nitrites et un risque accru de troubles cognitifs.

2. Les édulcorants artificiels : un goût amer pour le cerveau ?

Les édulcorants comme l'aspartame et le sucralose sont souvent utilisés pour remplacer le sucre dans les produits dits "light". On les trouve dans :

Les boissons gazeuses sans sucre.

Les chewing-gums.

De nombreux desserts industriels.

Le problème :
Des recherches suggèrent que l'aspartame, une fois métabolisé, libère de la phénylalanine et du méthanol, des composés susceptibles de perturber les neurotransmetteurs dans le cerveau.

Une étude publiée en 2020 dans Behavioral Neuroscience a observé des troubles de la mémoire et une augmentation de l'inflammation cérébrale chez des souris exposées à des doses élevées d'aspartame.

3. Les colorants alimentaires : la face cachée de la couleur

Les colorants artificiels, comme le jaune tartrazine ou le rouge allura, sont utilisés pour rendre les aliments plus attrayants, en particulier pour les enfants. Ils sont présents dans :

Les bonbons.

Les boissons sucrées.

Les céréales pour petit-déjeuner.

Le problème :
Certains colorants, comme le jaune tartrazine (E102), ont été associés à des réactions neurotoxiques, notamment des troubles de l'attention et de l'hyperactivité chez les enfants. Des recherches indiquent également que ces colorants pourraient jouer un rôle dans l'altération des connexions synaptiques, bien que les mécanismes exacts restent à élucider.

Le microbiote, un acteur clé négligé

Le microbiote intestinal, composé de milliards de bactéries vivant dans notre intestin, joue un rôle central dans la communication entre l'intestin et le cerveau, connue sous le nom d'axe intestin-cerveau. Les additifs alimentaires, en perturbant cet écosystème fragile, pourraient avoir des effets délétères sur notre santé cérébrale.

1. Perturbation du microbiote

Des études récentes montrent que certains additifs, comme les émulsifiants (ex. : polysorbate 80, carboxyméthylcellulose), peuvent :

Réduire la diversité bactérienne du microbiote.

Favoriser la prolifération de bactéries pathogènes.

Provoquer une inflammation chronique de faible intensité.

Impact sur le cerveau :
Un microbiote perturbé libère des molécules inflammatoires, comme les lipopolysaccharides (LPS), qui peuvent traverser la barrière hémato-encéphalique et déclencher des réponses inflammatoires dans le cerveau.

2. Altération de la barrière hémato-encéphalique

La barrière hémato-encéphalique agit comme un filtre protecteur pour le cerveau, empêchant les substances toxiques de pénétrer. Cependant, des recherches suggèrent que certains additifs alimentaires, en modifiant le microbiote, pourraient affaiblir cette barrière et permettre à des toxines d'atteindre les neurones.

Les preuves scientifiques à l'appui

Plusieurs études soulignent les dangers potentiels des additifs alimentaires pour la santé cérébrale :

1. Une étude française de 2019 sur plus de 100 000 participants a révélé que les personnes consommant des aliments ultra-transformés avaient un risque 25 % plus élevé de développer des troubles cognitifs.

2. Une recherche menée au Brésil en 2020 a montré que les colorants artificiels provoquaient un stress oxydatif dans le cerveau de modèles animaux.

3. Les travaux de l'Université de Californie en 2021 ont établi un lien entre les édulcorants artificiels et une altération des circuits neuronaux impliqués dans la mémoire.

Des choix alimentaires aux conséquences lourdes

La consommation régulière d'aliments riches en additifs, combinée à d'autres expositions environnementales, pourrait amplifier les mécanismes de stress oxydatif et d'inflammation décrits dans le chapitre précédent. Ces effets, bien que discrets à court terme, pourraient jouer un rôle majeur dans la détérioration progressive des fonctions cérébrales avec l'âge.

Comment réduire les risques ?

1. Privilégier les aliments non transformés : fruits, légumes, légumineuses et céréales complètes.

2. Lire les étiquettes : éviter les produits contenant des additifs controversés comme les nitrites, aspartame, et colorants artificiels.

3. Opter pour des produits bio : moins susceptibles de contenir des pesticides et additifs chimiques.

4. Réduire la consommation d'aliments industriels : cuisiner à partir d'ingrédients bruts.

Conclusion : Une alimentation pour protéger le cerveau

L'alimentation ne nourrit pas seulement le corps, mais aussi le cerveau. En comprenant les dangers potentiels des additifs alimentaires, nous pouvons faire des choix éclairés pour préserver notre santé cognitive. Cependant, ces choix individuels ne suffisent pas. Il est urgent de poursuivre les recherches pour mieux comprendre ces liens et de renforcer les réglementations sur les substances utilisées dans nos aliments.

CHAPITRE 4

Le Microbiote Et La Barrière Hémato-Encéphalique

Un lien inattendu entre l'intestin et le cerveau

Pendant des décennies, les scientifiques ont considéré le cerveau comme un organe isolé, protégé par la barrière hémato-encéphalique, une structure complexe qui agit comme un bouclier contre les substances nocives. Mais les recherches récentes ont révélé une connexion profonde entre l'intestin et le cerveau, connue sous le nom d'axe intestin-cerveau. Ce lien repose en grande partie sur le microbiote intestinal, une communauté de milliards de bactéries vivant dans notre système digestif.

Non seulement le microbiote influence notre digestion, mais il joue également un rôle crucial dans notre santé mentale, notre immunité et notre fonction cognitive. Cependant, les déséquilibres dans cette communauté bactérienne, souvent causés par l'alimentation, les toxines ou les médicaments, peuvent affaiblir la barrière hémato-encéphalique et ouvrir la porte à des maladies neurodégénératives.

Le microbiote : un acteur clé de la santé cérébrale

1. Un écosystème complexe et fragile

Le microbiote intestinal est composé de bactéries, virus, champignons et autres micro-organismes qui interagissent entre eux et avec notre corps. Ensemble, ils régulent de nombreux processus, notamment :

La production de neurotransmetteurs comme la sérotonine (dont 90 % est produite dans l'intestin).

La modulation de l'inflammation via des acides gras à chaîne courte, tels que le butyrate.

La communication avec le système immunitaire pour prévenir les réponses inflammatoires excessives.

Cependant, cet équilibre peut être perturbé par plusieurs facteurs environnementaux, notamment :

Une alimentation riche en sucres et en graisses saturées.

Les pesticides et additifs alimentaires (comme les émulsifiants).

Les antibiotiques, qui éliminent non seulement les bactéries pathogènes, mais aussi les bactéries bénéfiques.

2. Dysbiose et neurodégénérescence

Un déséquilibre du microbiote, ou dysbiose, est associé à des inflammations systémiques qui affectent directement le cerveau. Des études ont montré que les patients atteints d'Alzheimer, Parkinson et sclérose en plaques présentent souvent une altération de leur microbiote par rapport aux individus en bonne santé.

Une recherche publiée en 2021 dans Nature Reviews Neuroscience a révélé que les bactéries pathogènes intestinales pouvaient libérer des endotoxines, telles que les lipopolysaccharides (LPS). Ces molécules inflammatoires traversent la barrière hémato-encéphalique et déclenchent une réponse immunitaire dans le cerveau, accélérant la dégénérescence des neurones.

La barrière hémato-encéphalique : le gardien vulnérable du cerveau

1. Une barrière essentielle mais imparfaite

La barrière hémato-encéphalique (BHE) est une structure composée de cellules endothéliales étroitement liées, qui filtrent les substances circulant dans le sang avant qu'elles n'atteignent le cerveau. Elle joue un rôle essentiel pour :

Protéger le cerveau des toxines et des agents pathogènes.

Réguler l'entrée des nutriments et des molécules nécessaires au fonctionnement neuronal.

Cependant, cette barrière n'est pas infaillible. Avec l'âge, ou en présence de facteurs environnementaux nuisibles, elle devient plus perméable, permettant à des substances toxiques d'atteindre les tissus cérébraux.

2. Facteurs environnementaux qui affaiblissent la BHE

Plusieurs éléments peuvent altérer la BHE, rendant le cerveau plus vulnérable :

Les additifs alimentaires : des émulsifiants comme le polysorbate 80 et la carboxyméthylcellulose, couramment utilisés dans les aliments industriels, modifient le microbiote et favorisent une perméabilité excessive de la BHE.

Les pesticides : des études ont montré que des composés comme le glyphosate, largement utilisé dans l'agriculture, augmentaient la perméabilité de la BHE.

Le stress chronique : des niveaux élevés de cortisol, l'hormone du stress, peuvent affaiblir les jonctions serrées entre les cellules endothéliales.

3. Les conséquences d'une BHE affaiblie

Lorsque la barrière hémato-encéphalique est compromise, elle ne peut plus protéger efficacement le cerveau. Cela permet à des toxines, des agents inflammatoires et même des pathogènes d'entrer, contribuant à des pathologies telles que :

L'accumulation de plaques amyloïdes dans la maladie d'Alzheimer.

La mort des neurones dopaminergiques dans Parkinson.

L'inflammation chronique observée dans la sclérose en plaques.

Les preuves scientifiques à l'appui

Plusieurs études renforcent le lien entre le microbiote, la barrière hémato-encéphalique et les maladies neurodégénératives :

1. Une étude de 2019 publiée dans Cell a démontré que la dysbiose intestinale chez des souris modèles d'Alzheimer augmentait la perméabilité de la BHE, favorisant l'accumulation de protéines toxiques dans le cerveau.

2. Des chercheurs allemands en 2020 ont montré que les patients atteints de Parkinson présentaient des niveaux élevés de LPS dans leur liquide céphalo-rachidien, suggérant un passage de ces toxines depuis l'intestin vers le cerveau.

3. Une recherche sur les effets des émulsifiants alimentaires, menée en 2021 à l'Université de Caroline du Nord, a révélé que ces additifs augmentaient l'inflammation intestinale et cérébrale chez les rongeurs.

Comment protéger l'axe intestin-cerveau ?

1. Rééquilibrer le microbiote intestinal

Consommer des aliments riches en fibres : les prébiotiques, présents dans les légumes, légumineuses et céréales complètes, nourrissent les bactéries bénéfiques.

Introduire des probiotiques : les yaourts, kéfirs et aliments fermentés (comme le kimchi) peuvent restaurer un microbiote sain.

Réduire les sucres et les aliments ultra-transformés : ces produits favorisent la prolifération de bactéries pathogènes.

2. Réduire l'exposition aux toxines

Éviter les pesticides : privilégier les aliments biologiques pour réduire l'ingestion de substances nocives.

Limiter les additifs alimentaires : lire les étiquettes pour repérer les émulsifiants, conservateurs et colorants controversés.

3. Renforcer la barrière hémato-encéphalique

Adopter une alimentation anti-inflammatoire : riche en oméga-3, curcuma, gingembre et fruits rouges.

Gérer le stress : intégrer des pratiques comme la méditation, le yoga ou la cohérence cardiaque.

Faire de l'exercice modéré : l'activité physique stimule la production de facteurs neurotrophiques, qui renforcent la BHE.

Conclusion : Un gardien à protéger

Le microbiote et la barrière hémato-encéphalique forment un duo essentiel pour maintenir la santé cérébrale. Leur fragilité face aux expositions environnementales, à l'alimentation moderne et au stress souligne l'importance d'une approche préventive. En protégeant l'intestin et son équilibre bactérien, nous pouvons non seulement améliorer notre bien-être global, mais aussi réduire les risques de maladies neurodégénératives.

CHAPITRE 5

Quand Les Remèdes Deviennent Des Risques

Les médicaments, une arme à double tranchant

Les médicaments sont des outils indispensables pour traiter de nombreuses maladies et améliorer la qualité de vie. Mais, comme toute intervention médicale, ils ne sont pas sans effets secondaires. Lorsqu'ils sont mal utilisés, consommés sur le long terme, ou combinés avec d'autres substances, certains médicaments peuvent nuire au système nerveux central et contribuer à des troubles neurodégénératifs.

Avec une population vieillissante, la consommation de médicaments a explosé, en particulier chez les personnes âgées. Ce phénomène, appelé polypharmacie (prise de plusieurs médicaments simultanément), expose davantage les patients à des interactions complexes et à des effets cumulés, parfois délétères pour le cerveau.

Les classes de médicaments sous surveillance

1. Antibiotiques et neurotoxicité

Les antibiotiques, bien qu'essentiels pour combattre les infections, peuvent parfois affecter le système nerveux. Parmi eux, les fluoroquinolones (comme la ciprofloxacine et la lévofloxacine) sont particulièrement préoccupantes. Ces médicaments ont été associés à des effets secondaires graves, notamment :

Neuropathies périphériques : des lésions des nerfs périphériques provoquant des douleurs, des picotements ou des engourdissements.

Troubles neurologiques centraux : crises d'anxiété, insomnie, et, dans certains cas, hallucinations.

Les preuves :
Une étude de 2018 publiée dans Neurology a révélé que les patients traités par fluoroquinolones avaient un risque accru de développer des symptômes neurologiques persistants, y compris des troubles cognitifs.

2. Benzodiazépines et déclin cognitif

Les benzodiazépines (comme le diazépam, l'alprazolam ou le lorazépam) sont couramment prescrites pour traiter l'anxiété, l'insomnie et les troubles paniques. Cependant, leur utilisation prolongée est liée à :

Un risque accru de troubles cognitifs.

Une augmentation du risque de démence, y compris Alzheimer.

Les preuves :
Une étude française de 2012, publiée dans BMJ, a suivi plus de 1 000 participants sur 20 ans et a constaté que l'utilisation chronique de benzodiazépines augmentait de 50 % le risque de développer une démence.

3. Anticholinergiques : des effets délétères sur la mémoire

Les médicaments anticholinergiques, utilisés pour traiter diverses affections (allergies, incontinence, dépression), agissent en bloquant l'acétylcholine, un neurotransmetteur clé pour la mémoire et l'apprentissage. Parmi ces médicaments, on trouve :

Les antihistaminiques (comme la diphenhydramine).

Certains antidépresseurs (comme l'amitriptyline).

Les traitements pour l'incontinence (comme l'oxybutynine).

Les preuves :
Une recherche publiée dans JAMA Neurology en 2015 a révélé que les personnes prenant régulièrement des médicaments anticholinergiques présentaient un risque accru de rétrécissement cérébral et de déclin cognitif.

4. Médicaments contre le diabète et stress oxydatif

Certains traitements antidiabétiques, comme la metformine, bien qu'efficaces pour contrôler la glycémie, peuvent réduire les niveaux de vitamine B12, essentielle à la santé cérébrale. Une carence prolongée peut entraîner des neuropathies et un déclin cognitif.

Polypharmacie : un danger caché

La polypharmacie est particulièrement répandue chez les personnes âgées, qui prennent souvent des médicaments pour gérer plusieurs affections chroniques. Cependant, les interactions entre ces médicaments peuvent :

Augmenter le stress oxydatif dans le cerveau.

Perturber les neurotransmetteurs.

Renforcer les processus inflammatoires.

Un exemple concret :

Une combinaison fréquente chez les personnes âgées est celle des benzodiazépines, des antidépresseurs et des anticholinergiques. Ces interactions peuvent exacerber la confusion, augmenter le risque de chutes, et accélérer le déclin cognitif.

Les mécanismes derrière la neurotoxicité des médicaments

1. Perturbation des neurotransmetteurs

Certains médicaments interfèrent avec les neurotransmetteurs essentiels au fonctionnement du cerveau :

Dopamine : perturbée par les antipsychotiques et certains antiémétiques.

Acétylcholine : réduite par les anticholinergiques, ce qui affecte la mémoire et l'apprentissage.

GABA : modulée par les benzodiazépines, ce qui peut provoquer une dépendance et un dysfonctionnement cognitif.

2. Stress oxydatif et inflammation

Les médicaments neurotoxiques peuvent générer des radicaux libres, augmentant le stress oxydatif dans le cerveau. De plus, certains d'entre eux activent la microglie, contribuant à une inflammation chronique et à des lésions neuronales.

3. Accumulation dans le cerveau

Certains médicaments lipophiles (qui se dissolvent dans les graisses) peuvent s'accumuler dans les tissus cérébraux sur le long terme, augmentant leur toxicité.

Les preuves scientifiques à l'appui

1. Une étude canadienne de 2019, publiée dans

Alzheimer's & Dementia, a montré que l'utilisation prolongée d'anticholinergiques augmentait de 30 % le risque d'Alzheimer chez les personnes âgées.

2. Les travaux de l'Université de Yale en 2021 ont révélé que les patients prenant des fluoroquinolones présentaient un risque accru d'accumulation de protéines tau, un marqueur clé de la maladie d'Alzheimer.

3. Une méta-analyse de 2020, portant sur plus de 10 000 participants, a confirmé le lien entre la polypharmacie et une accélération du déclin cognitif.

Comment réduire les risques liés aux médicaments ?

1. Limiter la durée des traitements

Privilégier des traitements de courte durée pour les benzodiazépines et les anticholinergiques.

Revoir régulièrement les prescriptions pour éviter les traitements inutiles.

2. Favoriser des alternatives non médicamenteuses

Gestion du stress : méditation, thérapie cognitivo-comportementale.

Insomnie : hygiène du sommeil et techniques de relaxation.

Douleurs chroniques : acupuncture, physiothérapie, ou approches naturelles.

3. Collaborer avec les professionnels de santé

Impliquer un pharmacien pour évaluer les interactions entre les médicaments.

Réaliser des bilans réguliers pour ajuster les dosages.

Conclusion : Réévaluer les risques pour protéger le cerveau

Si les médicaments jouent un rôle crucial dans le traitement de nombreuses pathologies, il est essentiel de ne pas sous-estimer leurs effets secondaires potentiels sur la santé cérébrale. En adoptant une approche plus prudente et en réduisant les prescriptions superflues, nous pouvons minimiser les risques pour le cerveau et prévenir les maladies neurodégénératives.

CHAPITRE 6

Études De Cas Et Controverses

Comprendre les risques à travers des histoires et des preuves

Les maladies neurodégénératives telles qu'Alzheimer et Parkinson ne sont pas seulement des abstractions médicales ; elles touchent des millions de vies. Bien que les recherches scientifiques progressent, certaines histoires et études de cas mettent en lumière les liens potentiels entre les expositions environnementales, les médicaments, l'alimentation, et le développement de ces maladies.

Dans ce chapitre, nous explorons des cas marquants et les controverses qui entourent les facteurs environnementaux et leur rôle dans la santé cérébrale. Ces exemples illustrent les limites des connaissances actuelles, tout en soulignant l'urgence d'investigations approfondies.

1. Études de cas marquantes

Cas 1 : Une exposition prolongée aux solvants industriels

Un homme de 58 ans, ancien peintre en bâtiment, développe des troubles cognitifs progressifs. Après une série d'examens, un diagnostic précoce d'Alzheimer est posé. Lors de l'analyse de son historique professionnel, il est révélé qu'il a été exposé pendant plus de 30 ans à des solvants riches en composés organiques volatils (COV).

Les preuves :

Une étude publiée dans Occupational and Environmental Medicine a montré que les travailleurs exposés à des solvants industriels, tels que le toluène et le xylène, présentaient un risque accru de troubles cognitifs et de démence. Ces substances, capables de traverser la barrière hémato-encéphalique, sont connues pour provoquer un stress oxydatif et une inflammation chronique.

Cas 2 : Le lien entre pesticides et Parkinson

Une agricultrice de 65 ans, vivant dans une région à forte utilisation de pesticides, consulte pour des tremblements et une rigidité musculaire. Les examens confirment un diagnostic de maladie de Parkinson. Son exposition régulière au paraquat, un pesticide interdit dans certains pays mais encore utilisé ailleurs, est pointée comme facteur potentiel.

Les preuves :

Le paraquat a été associé à un risque accru de Parkinson dans plusieurs études. Une méta-analyse de 2018 publiée dans JAMA Neurology a révélé que les agriculteurs exposés au paraquat avaient 2,5 fois plus de risques de développer la maladie que la population générale.

Cas 3 : Polypharmacie et confusion chez les personnes âgées

Une femme de 72 ans souffre de confusion, d'anxiété et de troubles de mémoire. Elle prend sept médicaments différents, dont des benzodiazépines, des anticholinergiques et des antidépresseurs. Après une évaluation approfondie, son médecin réduit les médicaments à trois. Quelques mois plus tard, son état cognitif s'améliore considérablement.

Les preuves :

Les interactions médicamenteuses liées à la polypharmacie sont un facteur de risque bien documenté pour le déclin cognitif. Une étude de 2020 dans The Lancet Healthy Longevity a montré que la réduction des prescriptions inutiles chez les personnes âgées améliorait la mémoire et réduisait les symptômes de confusion.

2. Controverses et désaccords scientifiques

Le rôle des médicaments dans les maladies neurodégénératives

Certaines classes de médicaments, comme les fluoroquinolones ou les benzodiazépines, sont régulièrement associées à des troubles cognitifs. Cependant, les preuves restent controversées :

Les défenseurs des médicaments affirment que les effets secondaires sont rares et souvent réversibles.

Les critiques soulignent que ces effets peuvent passer inaperçus, surtout chez les patients âgés, où ils sont souvent attribués au vieillissement.

Un rapport de 2021 publié par The British Medical Journal a demandé une réglementation plus stricte sur la prescription prolongée de benzodiazépines, mais les industries pharmaceutiques ont contesté ces recommandations, invoquant des bénéfices pour certains groupes de patients.

Les ondes électromagnétiques : un débat non résolu

Les effets des ondes électromagnétiques sur la santé cérébrale restent l'un des sujets les plus débattus :

Les partisans du lien entre les ondes (Wi-Fi, téléphones portables) et les maladies neurodégénératives citent des études montrant une augmentation du stress oxydatif et des dommages à l'ADN dans les cellules neuronales.

Les sceptiques estiment que ces résultats proviennent d'études menées sur des modèles animaux ou in vitro, et qu'ils ne peuvent pas être extrapolés à l'humain.

Un rapport de l'OMS de 2020 conclut qu'il n'y a pas encore de preuves concluantes pour établir un lien direct, mais recommande des recherches supplémentaires.

Les additifs alimentaires et la santé cognitive

Les débats autour des additifs alimentaires, notamment les édulcorants et conservateurs, restent intenses. Par exemple :

L'aspartame a été accusé de provoquer des troubles neurotoxiques, mais l'Autorité européenne de sécurité des aliments (EFSA) continue de le juger sûr aux doses recommandées.

Les nitrites utilisés dans les charcuteries sont reconnus comme cancérogènes par l'OMS, mais leur lien direct avec les maladies neurodégénératives reste controversé.

3. Les limites des connaissances actuelles

1. Des données fragmentées

La plupart des études disponibles se concentrent sur des facteurs isolés, tels que les pesticides ou les médicaments, mais peu d'entre elles explorent les interactions cumulatives entre plusieurs expositions environnementales.

2. Les conflits d'intérêts

Les industries chimiques, pharmaceutiques et agroalimentaires financent une partie des recherches, ce qui peut introduire des biais. Les études indépendantes sont moins nombreuses et souvent sous-financées.

3. La difficulté des études longitudinales

Établir un lien direct entre une exposition environnementale et une maladie neurodégénérative nécessite des études longitudinales sur plusieurs décennies. Ces études sont coûteuses et complexes, car elles doivent contrôler de nombreux facteurs confondants (génétiques, comportementaux, etc.).

4. Un appel à la transparence et à la recherche indépendante

Pour surmonter ces controverses, il est essentiel de :

Encourager des études financées par des sources indépendantes.

Renforcer les régulations sur les substances suspectées, même en cas de doute.

Rendre les données de recherche accessibles au public et aux scientifiques pour permettre une meilleure analyse.

Conclusion : Entre preuves et incertitudes

Les études de cas et les controverses soulignent la complexité d'identifier les causes environnementales des maladies neurodégénératives. Si certaines preuves sont solides, d'autres nécessitent encore des recherches approfondies. Ce chapitre met en lumière l'importance de la vigilance, de la transparence et de l'évaluation critique pour protéger la santé publique.

CHAPITRE 7

Une Pollution Silencieuse ?

Les ondes électromagnétiques dans notre quotidien

Avec l'essor des technologies modernes, les ondes électromagnétiques (OEM) sont devenues omniprésentes. Que ce soit le Wi-Fi, les téléphones portables, les antennes relais ou les appareils connectés, ces sources d'émission occupent une place centrale dans nos vies. Cependant, leur impact potentiel sur la santé cérébrale suscite des débats animés. Bien que les agences de santé publique affirment qu'il n'existe pas de preuve concluante d'un danger direct, de nombreuses études pointent vers des effets biologiques subtils mais inquiétants, en particulier après une exposition prolongée.

1. Quelles sont les ondes concernées ?

Les OEM sont classées en deux grandes catégories :

Ondes ionisantes (rayons X, rayons gamma) : reconnues comme dangereuses, elles peuvent altérer l'ADN et provoquer des cancers.

Ondes non ionisantes (radiofréquences, micro-ondes) : utilisées par les technologies modernes, elles ne brisent pas directement les molécules d'ADN, mais peuvent avoir des effets biologiques par d'autres mécanismes.

Les technologies modernes, comme la 5G, intensifient notre exposition aux ondes non ionisantes, soulevant des préoccupations sur leurs effets à long terme.

2. Les effets des ondes sur le cerveau

Bien que les mécanismes exacts restent controversés, plusieurs hypothèses scientifiques suggèrent que les OEM pourraient affecter le cerveau de différentes manières :

Stress oxydatif : L'exposition prolongée aux ondes pourrait entraîner la production de radicaux libres, endommageant les membranes cellulaires et les mitochondries des neurones.

Inflammation neuronale : Les OEM pourraient activer la microglie, contribuant à une inflammation chronique dans le cerveau.

Altérations de la barrière hémato-encéphalique : Certaines études montrent que les ondes pourraient augmenter la perméabilité de cette barrière, permettant à des toxines ou des agents inflammatoires de pénétrer dans le cerveau.

3. Preuves scientifiques et controverses

Les recherches sur les effets des OEM restent divisées. Voici quelques études marquantes :

1. Une étude de 2018 publiée dans Environmental Research a révélé une augmentation du stress oxydatif dans le cerveau des rats exposés à des radiofréquences similaires à celles des téléphones portables.

2. Une méta-analyse de 2019 dans Brain Research Reviews a identifié des changements dans les neurotransmetteurs et les fonctions cognitives chez les personnes exposées de manière prolongée aux OEM.

3. Les critiques : Certaines études, souvent financées par l'industrie des télécommunications, affirment que les effets observés sont négligeables ou n'ont pas de pertinence clinique.

4. La 5G et au-delà : une intensification des préoccupations

Avec l'arrivée de la 5G, les niveaux d'exposition pourraient augmenter en raison de l'installation de nouvelles antennes relais et de l'utilisation de fréquences plus élevées. Bien que les régulateurs aient assuré que ces niveaux restent dans les limites de sécurité, les effets cumulés sur plusieurs décennies ne sont pas encore bien compris.

Conclusion : Une pollution invisible, mais réelle

Les OEM représentent une forme de pollution silencieuse, dont les impacts potentiels sur la santé cérébrale méritent une attention accrue. Même si les preuves restent limitées, le principe de précaution devrait guider les politiques publiques et les choix technologiques, surtout en ce qui concerne les populations vulnérables, comme les enfants.

CHAPITRE 8

L'inflammation Neuronale Et Les Ondes

Quand l'exposition chronique devient un problème

Les ondes électromagnétiques sont souvent considérées comme inoffensives car elles ne causent pas de dommages immédiats. Cependant, une exposition chronique pourrait entraîner des effets cumulatifs qui passent inaperçus pendant des années, contribuant à des processus biologiques délétères dans le cerveau. Parmi ces mécanismes, l'inflammation neuronale joue un rôle central.

1. L'inflammation chronique : un ennemi insidieux

L'inflammation est une réponse normale du système immunitaire face à une agression. Cependant, lorsqu'elle devient chronique, elle peut :

Perturber les connexions synaptiques nécessaires à la mémoire et à l'apprentissage.

Favoriser l'accumulation de protéines toxiques, comme les plaques amyloïdes dans Alzheimer ou les agrégats d'alpha-synucléine dans Parkinson.

Déclencher un cercle vicieux de dégénérescence neuronale.

Les OEM et l'inflammation : Des études montrent que l'exposition prolongée aux ondes peut activer la microglie, les cellules immunitaires du cerveau, favorisant un état inflammatoire.

2. Les ondes et la production de radicaux libres

Les radicaux libres sont des molécules instables qui endommagent les cellules. Leur production peut être amplifiée par l'exposition aux ondes, en particulier lorsqu'elle est prolongée ou combinée à d'autres facteurs environnementaux comme les polluants chimiques.

Preuves :

Une étude de 2020 dans Journal of Cellular Biochemistry a démontré que les radiofréquences augmentaient la production de radicaux libres dans les neurones.

Ces radicaux libres activent des voies inflammatoires, aggravant les dommages cellulaires.

3. La barrière hémato-encéphalique sous pression

La barrière hémato-encéphalique agit comme un filtre, mais les ondes pourraient compromettre son efficacité :

Des études sur des rats exposés aux radiofréquences ont montré une augmentation de la perméabilité de cette barrière, permettant à des substances toxiques de pénétrer dans le cerveau.

Cette perméabilité accrue pourrait favoriser les processus inflammatoires en introduisant des cytokines pro-inflammatoires.

4. Les interactions avec d'autres facteurs

L'effet des OEM pourrait être amplifié lorsqu'ils agissent en combinaison avec d'autres facteurs environnementaux :

Pollution chimique : Les radicaux libres produits par les ondes et les toxines chimiques pourraient avoir des effets synergiques.

Stress oxydatif : Un terrain déjà fragilisé par d'autres expositions devient plus vulnérable à l'inflammation déclenchée par les ondes.

5. Limites et perspectives

Les effets des ondes sur l'inflammation neuronale sont encore mal compris, en partie à cause des difficultés méthodologiques :

Les études à court terme ne capturent pas les effets cumulatifs.

Les financements indépendants restent rares, laissant un vide dans la recherche objective.

Conclusion : Un terrain à explorer davantage

L'inflammation neuronale pourrait être la clé pour comprendre les effets à long terme des OEM sur le cerveau. Bien que les preuves restent fragmentaires, elles justifient un principe de précaution et un investissement accru dans la recherche, afin de minimiser les risques pour les générations futures.

CHAPITRE 9

Pourquoi Ces Pistes Sont Négligées ?

Vers une recherche scientifique interdisciplinaire

1. Les freins institutionnels

Malgré les indices croissants reliant les facteurs environnementaux aux maladies neurodégénératives, la recherche sur ces liens reste sous-développée.

Les raisons sont multiples :

Manque de financement : La recherche sur les maladies neurodégénératives est souvent orientée vers des solutions médicales comme les médicaments, tandis que les études sur les causes environnementales reçoivent moins d'attention.

Complexité méthodologique : Identifier les effets cumulés de facteurs variés (parfums, additifs, médicaments, ondes électromagnétiques) sur plusieurs décennies est un défi majeur pour les chercheurs.

Absence de priorités claires : Les décideurs politiques et les agences de santé publique concentrent souvent leurs ressources sur les traitements immédiats plutôt que sur la prévention.

2. Le rôle des lobbies

Les industries chimique, pharmaceutique, agroalimentaire et technologique exercent une influence significative sur les politiques de recherche et de régulation :

Freins à la réglementation : Les entreprises investissent des ressources considérables pour minimiser les restrictions sur leurs produits.

Biais dans la recherche : Certaines études financées par des intérêts industriels mettent en avant l'innocuité des substances controversées, ce qui peut entraver une évaluation indépendante.

Un exemple marquant est le débat sur les nitrites utilisés dans les charcuteries. Bien qu'ils soient classés comme cancérigènes probables par l'OMS, les régulations tardent à évoluer en raison des pressions exercées par l'industrie alimentaire.

3. La fragmentation des disciplines scientifiques

Les maladies neurodégénératives sont des pathologies complexes qui nécessitent une approche multidisciplinaire. Cependant, la recherche reste souvent cloisonnée :

Les neuroscientifiques se concentrent sur les mécanismes biologiques.

Les toxicologues étudient les impacts des produits chimiques.

Les épidémiologistes analysent les données populationnelles.

Cette fragmentation ralentit la compréhension globale des interactions entre ces facteurs.

CHAPITRE 10

Appel À L'action

1. Promouvoir une recherche interdisciplinaire

Pour comprendre pleinement les causes environnementales des maladies neurodégénératives, il est crucial de réunir des experts de différents domaines :

Neurosciences : Étudier les mécanismes biologiques des maladies.

Toxicologie : Identifier les substances susceptibles d'endommager le système nerveux.

Épidémiologie : Analyser les données sur les populations exposées.

Sciences sociales : Évaluer les comportements et les modes de vie contribuant aux expositions environnementales.

Exemple d'initiatives réussies :
Le projet européen "Human Biomonitoring Initiative" a combiné des données épidémiologiques, des analyses chimiques et des études comportementales pour explorer les liens entre les expositions environnementales et la santé.

2. Développer des études longitudinales

Les maladies neurodégénératives se développent sur des décennies, ce qui nécessite des études à long terme pour établir des liens causaux. Ces études doivent inclure :

Des suivis réguliers des expositions environnementales.

Des tests cognitifs et neurologiques répétés.

Une analyse approfondie des interactions entre facteurs environnementaux, génétiques et comportementaux.

3. Renforcer la transparence et l'accès aux données

Pour éviter les biais et les conflits d'intérêts, il est essentiel de :

Publier les données brutes des études financées par des fonds publics.

Encourager des revues systématiques indépendantes des preuves existantes.

Permettre aux chercheurs d'accéder librement aux bases de données sur les maladies neurodégénératives.

4. Mobiliser les décideurs politiques et le grand public

La recherche seule ne suffit pas. Il est crucial de sensibiliser les décideurs et la population à ces enjeux pour promouvoir des changements significatifs :

Plaidoyer pour des régulations plus strictes : Limiter l'utilisation des substances suspectées, comme les additifs alimentaires et les COV.

Sensibiliser le public : Campagnes d'éducation sur les choix de consommation (produits naturels, alimentation équilibrée, réduction des expositions).

Investir dans la prévention : Programmes visant à réduire les risques environnementaux dès le plus jeune âge.

Une vision préventive pour l'avenir

1. Redéfinir les priorités en santé publique

Plutôt que de se concentrer uniquement sur les traitements, il est temps d'investir massivement dans la prévention. Cela inclut :

La promotion de modes de vie sains (alimentation, exercice, gestion du stress).

La régulation proactive des substances suspectées, même en cas d'incertitude scientifique.

2. Favoriser une approche intégrée de la santé

La prévention des maladies neurodégénératives doit être intégrée dans une stratégie globale visant à réduire les expositions toxiques, améliorer l'éducation sanitaire et promouvoir des environnements de vie sains.

Conclusion : Construire un avenir meilleur

Lutter contre les maladies neurodégénératives nécessite une transformation fondamentale de notre approche de la santé et de la recherche. En réunissant les disciplines scientifiques, en renforçant la transparence et en plaçant la prévention au cœur des politiques publiques, nous pouvons espérer inverser la tendance. Ce n'est qu'en agissant collectivement que nous pourrons protéger les générations futures de ces maladies dévastatrices.

.

CONCLUSION

Préserver Notre Avenir Cérébral

Un voyage au cœur des causes potentielles

Tout au long de ce livre, nous avons exploré les pistes environnementales et comportementales qui pourraient contribuer au développement des maladies neurodégénératives, comme Alzheimer et Parkinson. À travers l'analyse des parfums, des additifs alimentaires, des médicaments, et des ondes électromagnétiques, une réalité inquiétante se dessine : nos expositions quotidiennes, souvent perçues comme inoffensives, pourraient avoir des impacts cumulatifs sur notre santé cérébrale. Ces facteurs, en agissant seuls ou en synergie, pourraient jouer un rôle majeur dans les processus dégénératifs, même si la science n'a pas encore fourni de réponses définitives.

Un appel à la recherche scientifique

Malgré les preuves croissantes, les recherches sur ces liens restent sous-développées. Les défis méthodologiques, les freins institutionnels et les conflits d'intérêts ralentissent les progrès. Pourtant, chaque élément étudié dans ce livre - qu'il s'agisse de composés volatils, d'additifs alimentaires ou d'ondes - mérite une attention approfondie et interdisciplinaire.

L'urgence d'agir ne peut être ignorée. Pour prévenir ces maladies dévastatrices, il est impératif de :

1. Investir dans la recherche indépendante : financer des études à

long terme pour comprendre les effets cumulés et les interactions entre facteurs environnementaux.

2. Renforcer les régulations : limiter l'utilisation des substances suspectées, même en l'absence de preuves définitives, conformément au principe de précaution.

3. Promouvoir des modes de vie préventifs : éduquer le public sur les choix alimentaires, les produits du quotidien, et les habitudes à adopter pour minimiser les expositions toxiques.

La prévention, une arme puissante

Si les causes exactes des maladies neurodégénératives restent complexes et multifactorielles, la prévention offre une voie prometteuse pour réduire leur prévalence. Les actions préventives ne sont pas uniquement du ressort des gouvernements et des chercheurs : chaque individu peut agir pour protéger son cerveau et celui de ses proches en :

Privilégiant une alimentation équilibrée, riche en antioxydants et pauvre en additifs.

Limitant l'exposition aux produits chimiques et aux sources d'ondes électromagnétiques.

Favorisant des pratiques favorables à la santé mentale, comme la gestion du stress et l'activité physique.

Une responsabilité collective

Les maladies neurodégénératives touchent des millions de personnes dans le monde. Leur prévention et leur compréhension nécessitent une mobilisation collective impliquant :

Les scientifiques, pour produire des preuves solides.

Les industriels, pour repenser les produits qu'ils proposent.

Les gouvernements, pour adopter des politiques de santé publique protectrices.

Les citoyens, pour revendiquer des environnements sains et faire des choix éclairés.

Une vision optimiste pour l'avenir

En terminant ce livre, une chose devient claire : nous avons encore la possibilité de changer le cours des choses. Les avancées technologiques et scientifiques peuvent nous aider à identifier et réduire les risques, tandis que la sensibilisation publique peut transformer nos modes de vie. En adoptant une approche collective et préventive, nous pouvons espérer un avenir où ces maladies ne seront plus une fatalité.

Le chemin est long, mais il est possible. Chaque choix compte, chaque décision contribue. Ensemble, nous pouvons bâtir un monde où le cerveau est protégé, et où les générations futures sont à l'abri des fléaux de la dégénérescence.

ANNEXES

Annexe 1 : Glossaire des termes scientifiques

Pour faciliter la compréhension, voici les définitions des principaux termes utilisés dans ce livre :

Barrière hémato-encéphalique (BHE) : Structure protectrice entre le système sanguin et le cerveau, qui filtre les substances pouvant endommager les neurones.

Composés organiques volatils (COV) : Substances chimiques présentes dans les parfums, peintures, solvants, et autres produits industriels, souvent inhalées.

Microglie : Cellules immunitaires du cerveau qui défendent contre les infections et éliminent les débris cellulaires.

Stress oxydatif : Déséquilibre entre les radicaux libres et les antioxydants, entraînant des dommages cellulaires.

Neurotransmetteurs : Molécules chimiques permettant la communication entre les neurones (ex. : dopamine, sérotonine).

Annexe 2 : Ressources pour approfondir

Livres recommandés :

1. "The End of Alzheimer's" - Dr. Dale Bredesen : Approche intégrée pour prévenir et inverser la maladie d'Alzheimer.

2. "Brain Wash" - Dr. David Perlmutter : Influence de l'environnement moderne sur la santé cérébrale.

3. "Toxic" - Neil Nathan : Exploration des expositions environnementales et leurs impacts sur la santé.

Études scientifiques marquantes :

Impact des additifs alimentaires sur le microbiote intestinal

Étude : Chassaing et al., 2015, Nature.

Résumé : Les émulsifiants alimentaires modifient le microbiote et augmentent l'inflammation.

Ondes électromagnétiques et stress oxydatif

Étude : Yakymenko et al., 2015, Electromagnetic Biology and Medicine.

Résumé : Les radiofréquences peuvent induire un stress oxydatif dans les tissus biologiques.

Organisations et ressources en ligne :

Organisation Mondiale de la Santé (OMS) : www.who.int

Informations sur les expositions environnementales et leurs impacts.

Environmental Working Group (EWG) : www.ewg.org

Guide sur les produits chimiques dans l'alimentation et les cosmétiques.

Alzheimer's Association : www.alz.org

Dernières recherches sur la maladie d'Alzheimer.

Annexe 3 : Conseils pratiques pour réduire les expositions

Réduction des risques liés aux parfums et produits chimiques :

Évitez les désodorisants et bougies parfumées synthétiques.

Privilégiez les produits de nettoyage écologiques.

Aérez quotidiennement votre maison pour réduire les COV.

Conseils alimentaires :

Remplacez les aliments ultra-transformés par des produits bruts et biologiques.

Lisez les étiquettes pour éviter les additifs controversés (nitrites, aspartame).

Consommez des aliments riches en antioxydants : fruits rouges, noix, légumes verts.

Précautions pour les ondes électromagnétiques :

Limitez l'utilisation des téléphones portables et utilisez des écouteurs.

Désactivez le Wi-Fi la nuit.

Placez les appareils connectés loin des zones de repos.

Annexe 4 : Outils de suivi et d'auto-évaluation

1. Journal de suivi des expositions

Tenir un journal permet d'identifier les sources d'exposition environnementale. Notez chaque jour :

Les produits utilisés (parfums, nettoyants).

Les aliments consommés (ultra-transformés ou biologiques).

Les temps d'exposition aux appareils électroniques.

2. Liste de contrôle pour un environnement sain

Utilisez des peintures à faible émission de COV.

Remplacez les contenants en plastique par du verre ou de l'acier inoxydable.

Installez des plantes dépolluantes (ex. : aloe vera, lierre).

Annexe 5 : Questions pour votre médecin

Si vous êtes préoccupé par les médicaments ou votre environnement, voici des questions à poser :

1. Médicaments : Existe-t-il des alternatives non médicamenteuses à mon traitement actuel ?

2. Nutrition : Quels changements alimentaires puis-je adopter pour protéger mon cerveau ?

3. Exposition aux ondes : Dois-je prendre des précautions spécifiques pour réduire les risques ?

Annexe 6 : Méthodologie et limites du livre

Ce livre s'appuie sur :

Une analyse d'études scientifiques publiées dans des revues médicales et environnementales reconnues.

Des témoignages et études de cas illustrant les liens entre environnement et santé cérébrale.

www.ingramcontent.com/pod-product-compliance
Lightning Source LLC
Chambersburg PA
CBHW040239220526
45473CB00001B/303